*À Joséphine, ma première lectrice, et à Gaspard
aux yeux grands ouverts sur le monde.
F. R.-F.*

**Conception graphique et réalisation :
Laurence Moinot**
Conforme à la loi du 16 juillet 1949
sur les publications destinées à la jeunesse
© Éditions Nathan / VUEF 2002
ISBN : 2-09-202185-0
N° d'éditeur : 10112143
Dépôt légal : février 2004
Imprimé en France par Pollina - n° L92719A

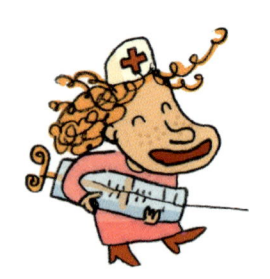

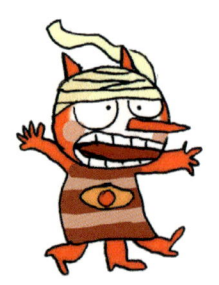

EN GRANDE FORME

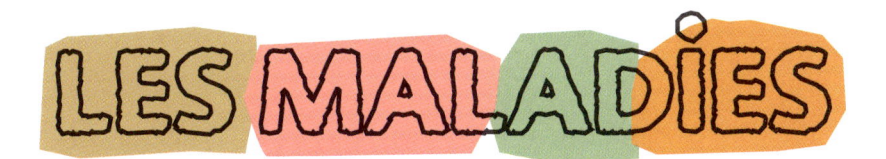

LES MALADIES

Dr. Françoise Rastoin-Faugeron

Illustrations :
Benjamin Chaud

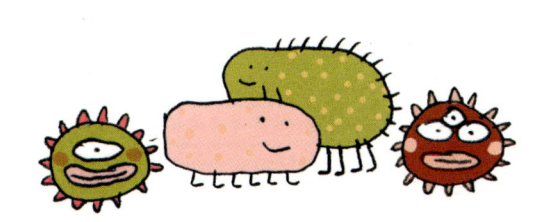

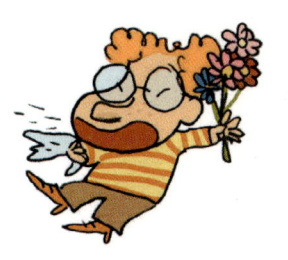

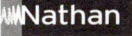

Nathan

Sommaire

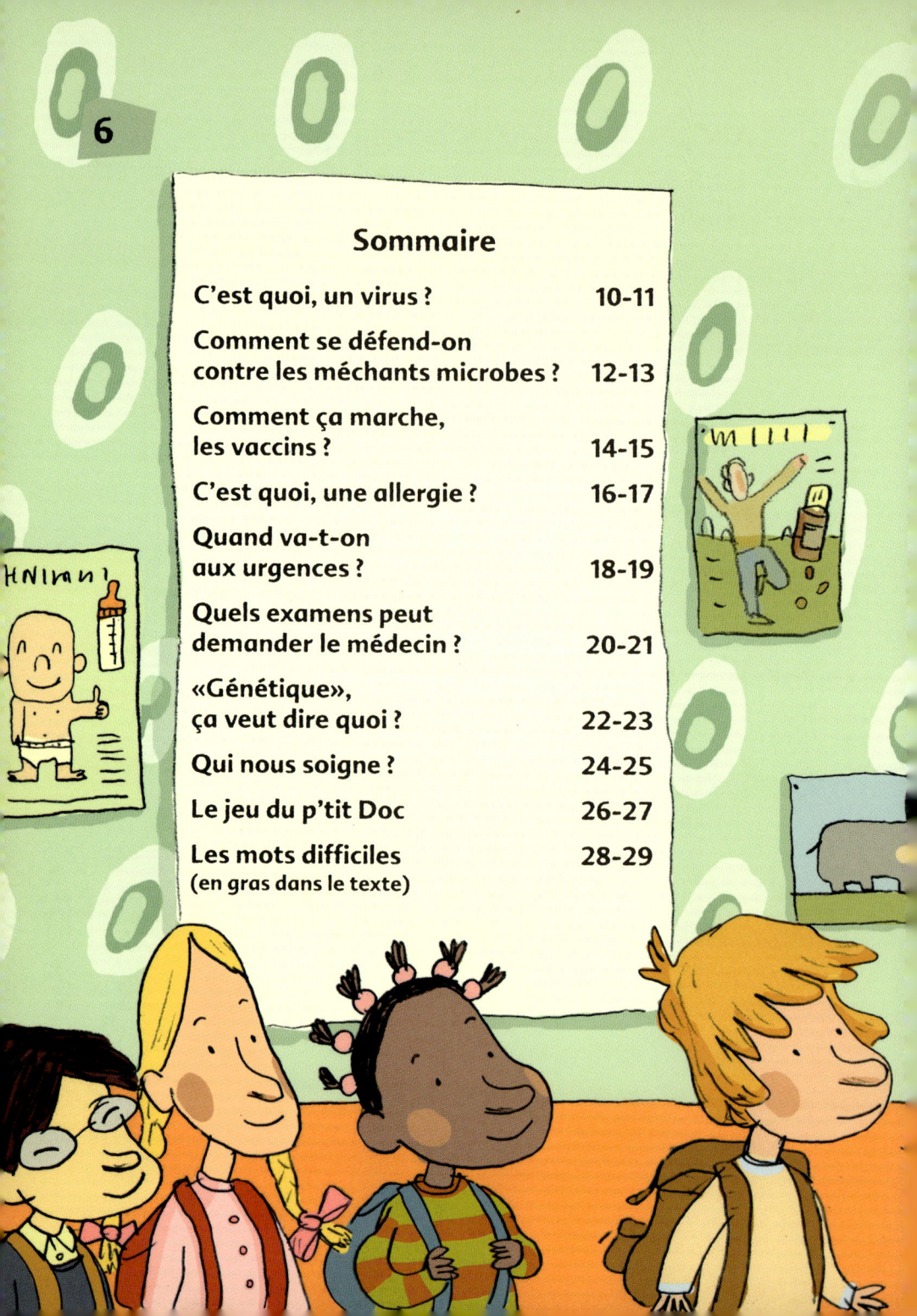

C'est quoi, un virus ?	10-11
Comment se défend-on contre les méchants microbes ?	12-13
Comment ça marche, les vaccins ?	14-15
C'est quoi, une allergie ?	16-17
Quand va-t-on aux urgences ?	18-19
Quels examens peut demander le médecin ?	20-21
«Génétique», ça veut dire quoi ?	22-23
Qui nous soigne ?	24-25
Le jeu du p'tit Doc	26-27
Les mots difficiles (en gras dans le texte)	28-29

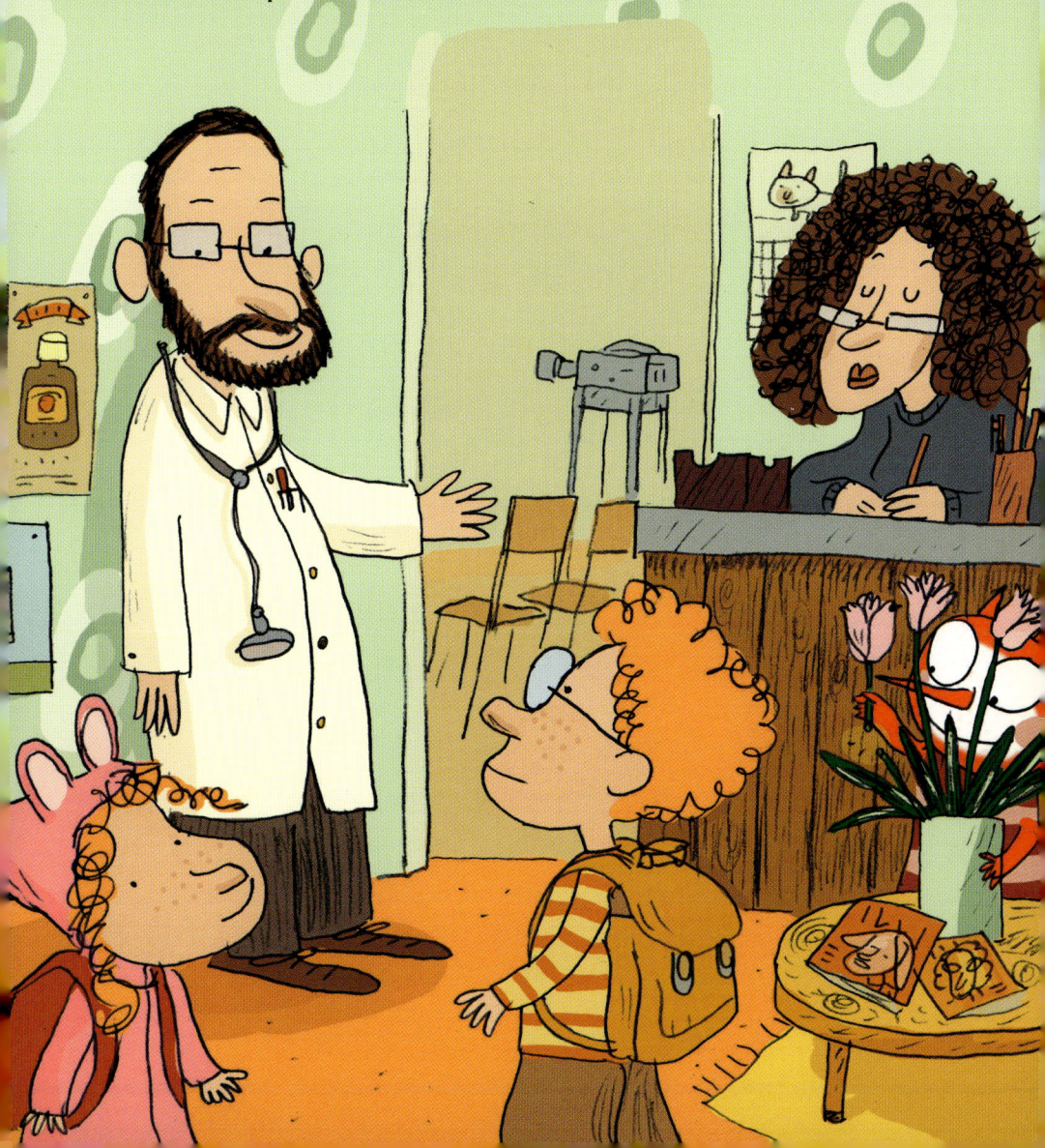

Aujourd'hui, c'est mercredi. Rémi et Lilou vont à l'atelier santé du Docteur Dimoitou, qui a lieu une fois par mois au centre médical de la rue du Coq.
– Bonjour tout le monde ! dit le docteur. Vous êtes prêts à devenir des petits savants ? Alors, allons-y !

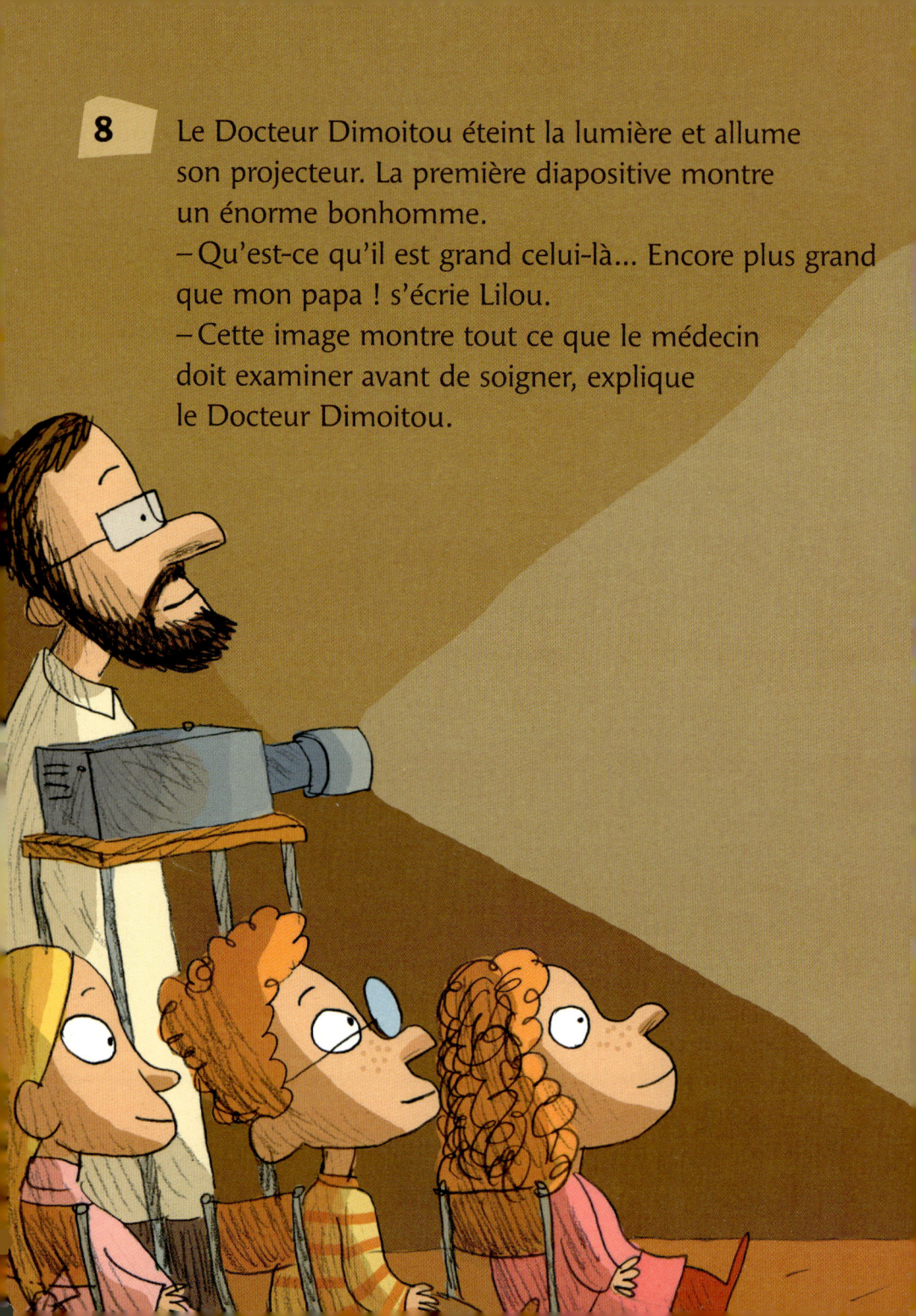

8 Le Docteur Dimoitou éteint la lumière et allume son projecteur. La première diapositive montre un énorme bonhomme.
– Qu'est-ce qu'il est grand celui-là… Encore plus grand que mon papa ! s'écrie Lilou.
– Cette image montre tout ce que le médecin doit examiner avant de soigner, explique le Docteur Dimoitou.

9

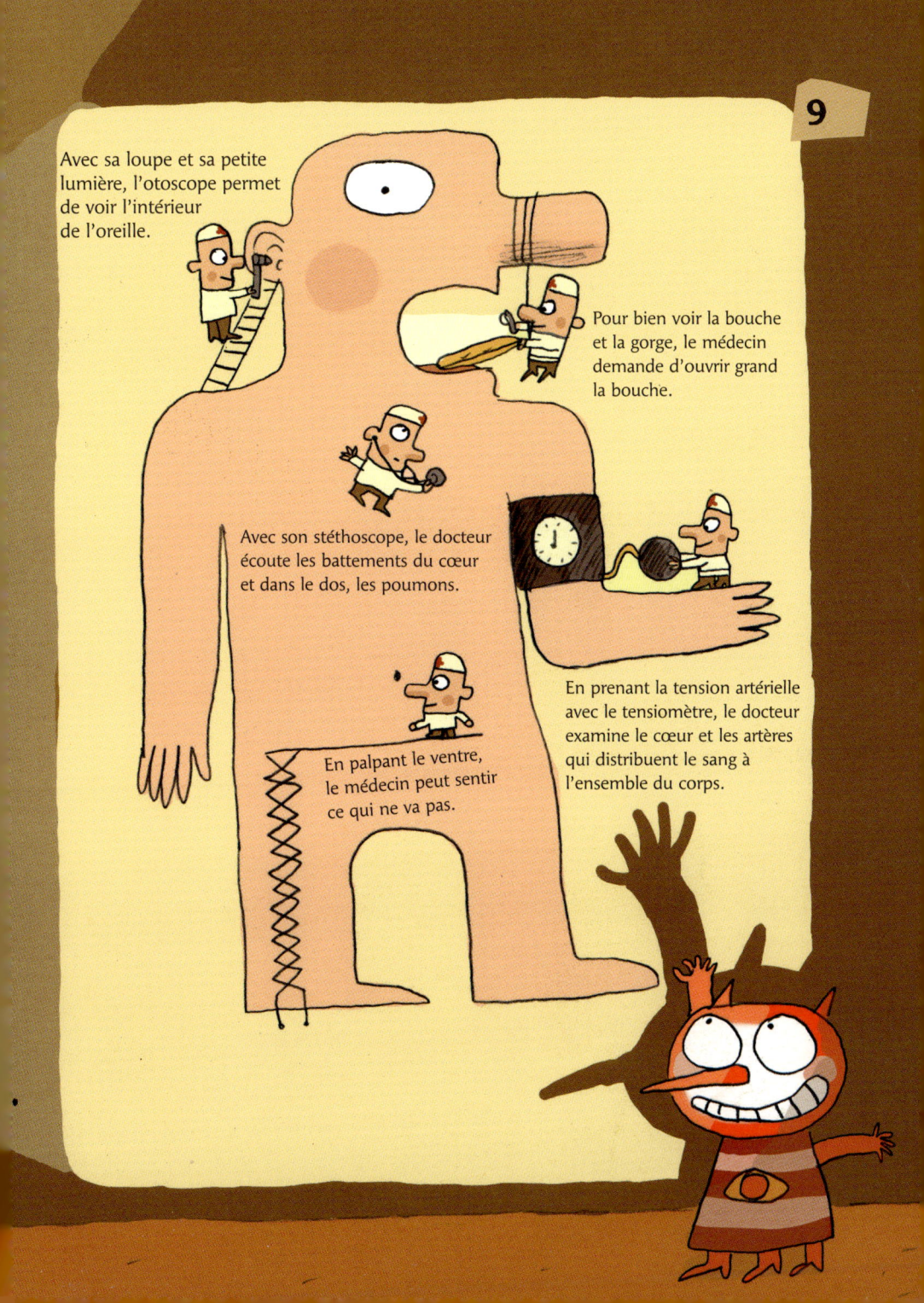

Avec sa loupe et sa petite lumière, l'otoscope permet de voir l'intérieur de l'oreille.

Pour bien voir la bouche et la gorge, le médecin demande d'ouvrir grand la bouche.

Avec son stéthoscope, le docteur écoute les battements du cœur et dans le dos, les poumons.

En prenant la tension artérielle avec le tensiomètre, le docteur examine le cœur et les artères qui distribuent le sang à l'ensemble du corps.

En palpant le ventre, le médecin peut sentir ce qui ne va pas.

10

— Et maintenant, dit le docteur, je vais vous raconter l'histoire de Titus le virus.

Titus le virus était tellement petit qu'on ne le voyait pas. Sur sa gouttelette d'eau, il pouvait passer partout. À part ses deux ennemis, maître Savon et dame Javel, rien ne lui faisait peur.

Un jour qu'il voltigeait dans une classe, il se posa discrètement sur le nez d'un enfant. Personne ne s'était rendu compte de sa présence !

Continuant sa promenade, il entra dans le nez et passa à l'attaque. Des petits balais à l'intérieur du nez tentèrent de repousser Titus, mais il franchit ce premier barrage et se multiplia à toute vitesse.

Deux jours plus tard, le nez de l'enfant se mit à couler et Titus crut avoir gagné. Mais non ! Les défenseurs du corps arrivèrent et, après une terrible bagarre, ils firent disparaître Titus.

C'est quoi, un virus ?

Les **virus** sont des **microbes**.
Il y a deux grandes familles de **microbes** :
les **virus** et les **bactéries**. Pour les voir,
il faut un instrument spécial,
le **microscope**.

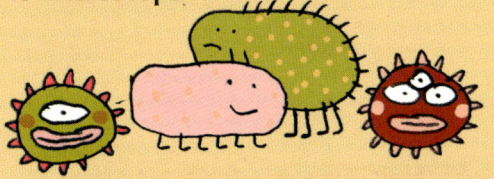

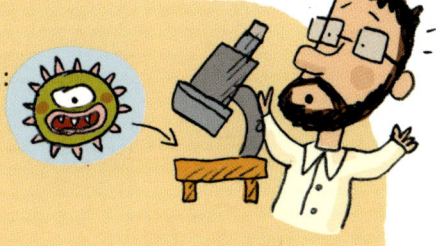

Il y a des **microbes** partout :
dans l'eau, dans l'air, dans
notre corps.

Certains sont utiles, comme les **bactéries** qui nous aident à digérer
les aliments. D'autres sont plus dangereux. Mais des barrières nous
protègent : la peau les empêche d'entrer ; les cils du nez
et des poumons les repoussent. Les larmes et la salive participent
aussi au nettoyage.

Hé ! microbes, vous ne m'attaquerez pas !

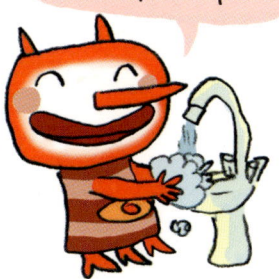

Certains méchants microbes
ne résistent pas à un bon
lavage à l'eau et au savon.

CHARADE

Mon premier est l'endroit
où l'on circule dans la ville.

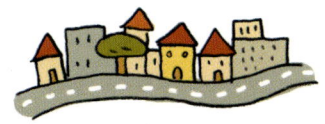

Mon deuxième est le cri de la vache.

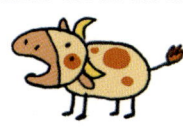

Mon tout est une maladie
très répandue, due à un virus.

Réponse : le rhume (rue-meuh) ou la rhino-pharyngite.

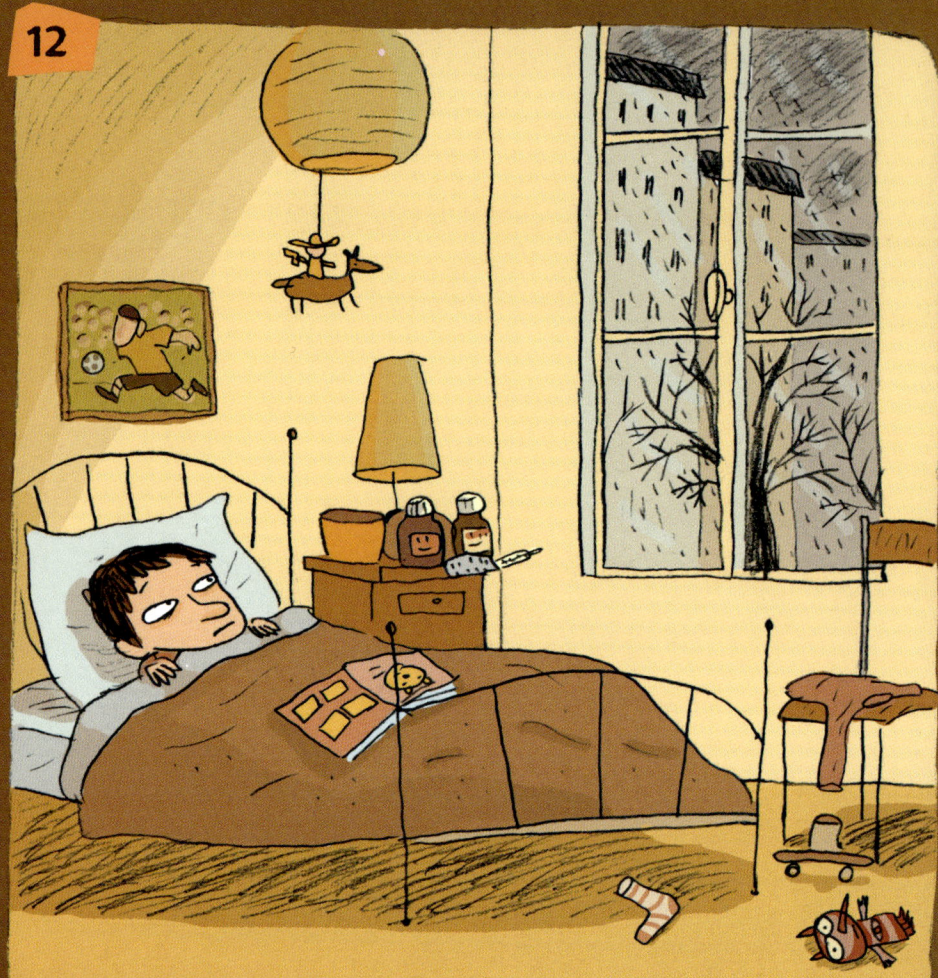

– Pourquoi le garçon est couché ? demande Rémi.
– Il est malade, explique le docteur, il a la grippe.
Quand les méchants microbes arrivent à passer les barrières qui nous protègent, ils nous attaquent et nous rendent malades. Heureusement, quand on est malade, le corps sait aussi se défendre.

Comment se défend-on contre les méchants microbes ?

La température monte. On a de la fièvre. Dans le sang, des soldats se mettent en guerre contre les **microbes** : ce sont les **globules blancs** et les **anticorps**.

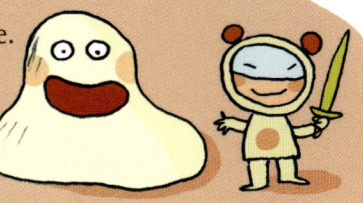

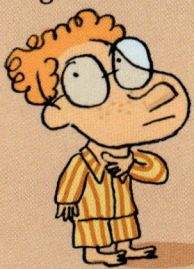

Un peu partout dans le corps, il y a des ganglions, sortes de bases militaires où les **globules blancs** et les **anticorps** se préparent au combat. Parfois, quand on est malade, les ganglions grossissent et on peut les sentir facilement, au cou par exemple.

Quand le corps n'arrive pas à se défendre tout seul, on l'aide avec des médicaments.

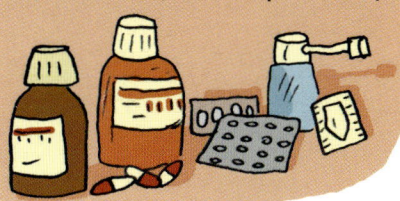

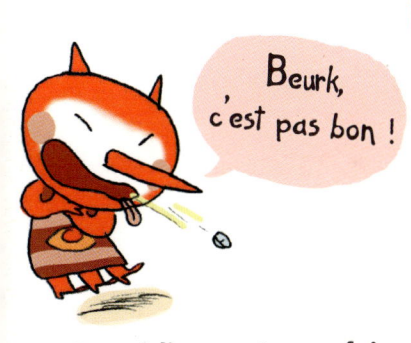

Beurk, c'est pas bon !

Le médicament a parfois très mauvais goût. Pour guérir, tu dois accepter de le prendre.

Parmi ces maladies, lesquelles as-tu déjà eues ? Peux-tu relier chaque maladie au trouble qu'elle entraîne le plus souvent ?

- la rhino-pharyngite   - mal au ventre
- l'otite   - toux
- l'angine   - boutons
- la gastro-entérite   - mal à la gorge
- la varicelle   - mal à l'oreille

Le docteur Dimoitou poursuit :
– Il y a des maladies qui sont difficiles à soigner.
Le mieux, c'est de ne pas les attraper.
C'est pour cela qu'il y a les vaccins.
Vous avez tous eu des vaccins ?... Une petite piqûre qui protège contre des maladies dangereuses.

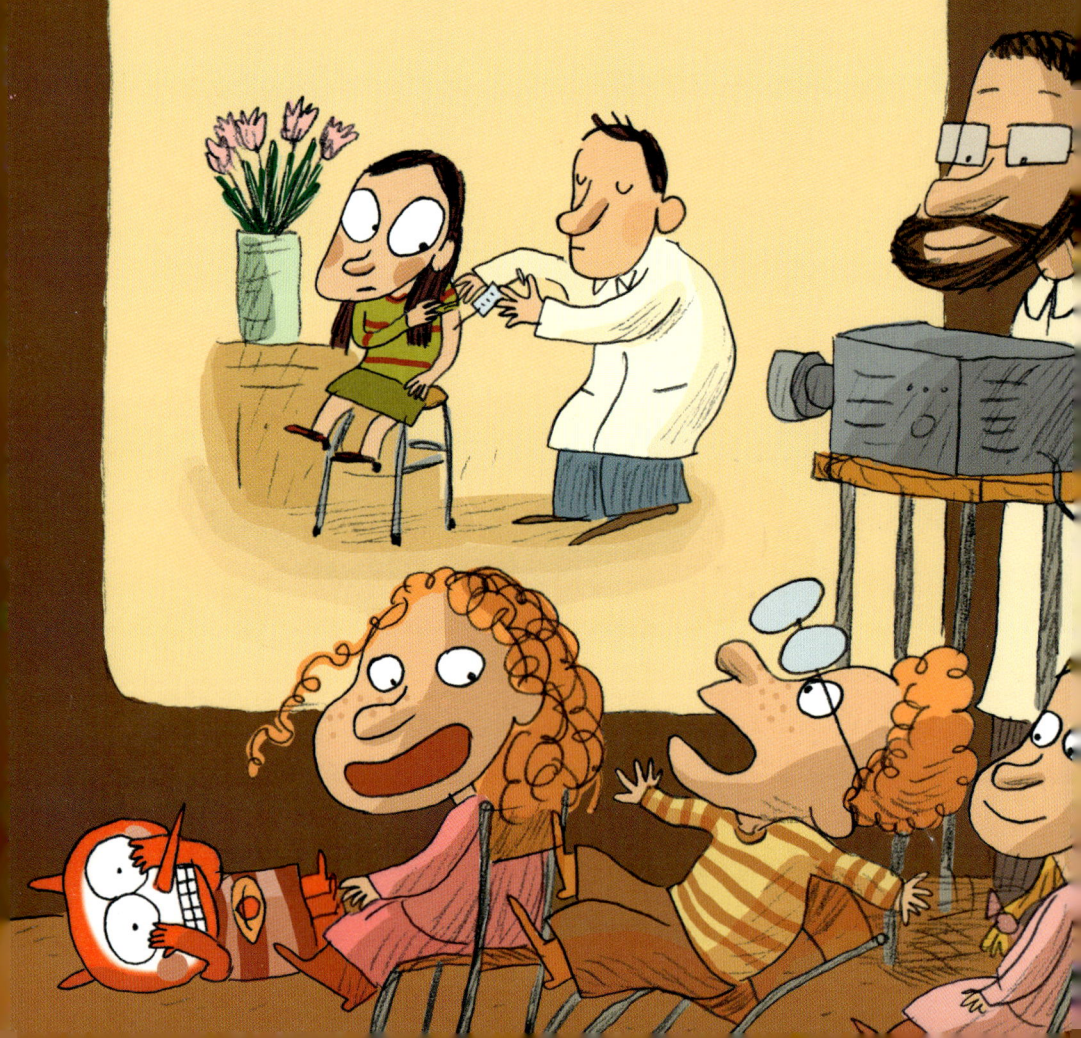

Comment ça marche, les vaccins ?

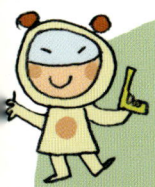

Les vaccins permettent au corps de fabriquer les **anticorps**. Si le **microbe** attaque, les soldats qui montent la garde sont déjà là ! Ils nous défendent contre lui.

Dans ton carnet de santé, à la page des vaccins, tu trouves toutes les maladies contre lesquelles tu es protégé.

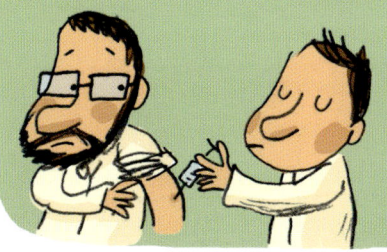

Pour être bien protégé toute sa vie, on doit se faire revacciner régulièrement.

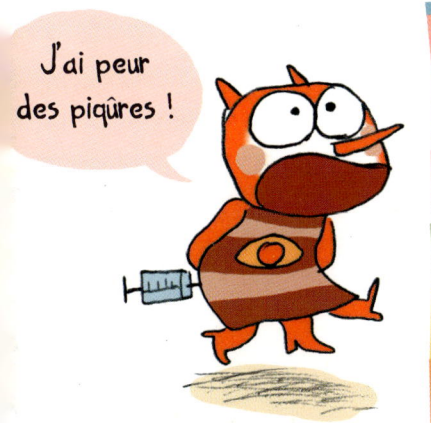

J'ai peur des piqûres !

Pour avoir moins peur, on peut se distraire en comptant ou en récitant une comptine.

Apprends cette comptine. Et la prochaine fois qu'on te fait une piqûre, amuse-toi à la réciter.

1.2.3. C'est parti, tu me piques,
4.5.6. Surtout pas de panique,
7.8.9. C'est fini, j'ai été héroïque.

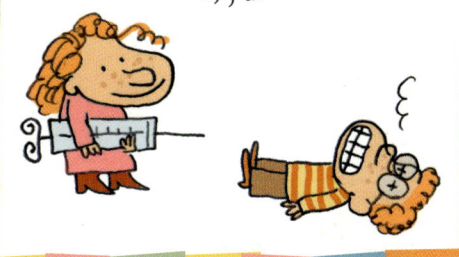

– Voici Pompon, dit le docteur Dimoitou. Il s'était perdu dans la campagne et je l'avais adopté. Mais à chaque fois que je le caressais, j'avais les yeux qui piquaient, je toussais, j'avais même du mal à respirer... Et on a découvert que j'étais allergique à Pompon. Alors, j'ai dû le donner à une petite fille.
– Elle a eu de la chance, dit Lilou.

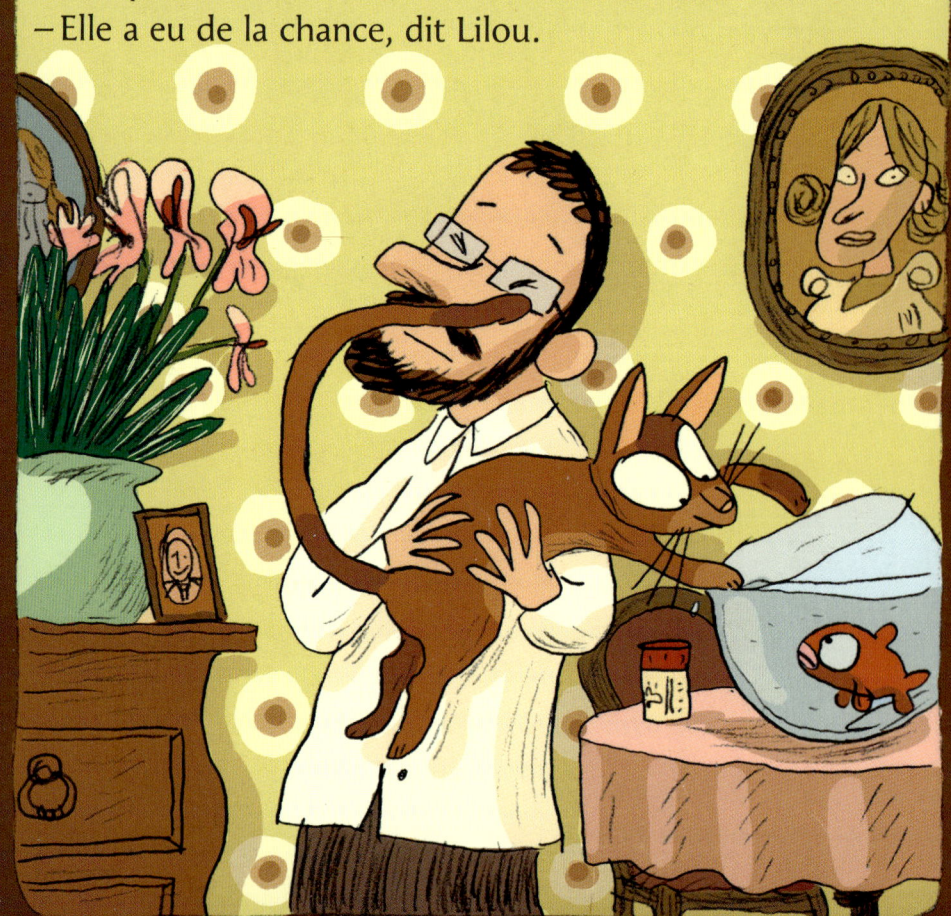

C'est quoi, une allergie ?

Quand on est **allergique** à quelque chose, on peut éternuer ou avoir les yeux qui piquent. Parfois, on a du mal à respirer, ou encore la peau devient toute rouge et démange. On doit se soigner.

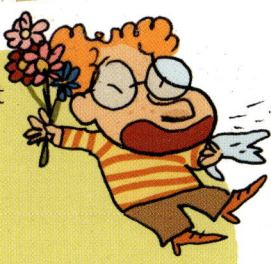

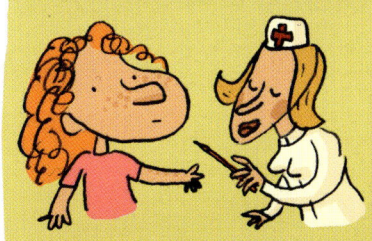

Pour savoir à quoi on est **allergique**, on fait des tests.

Quand on a trouvé la cause de l'allergie, on peut avoir un traitement.
Mais dans certains cas, les traitements ne suffisent pas. On doit alors essayer de supprimer la cause de l'allergie.

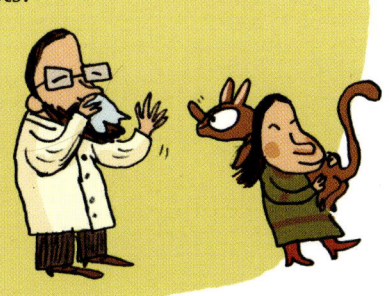

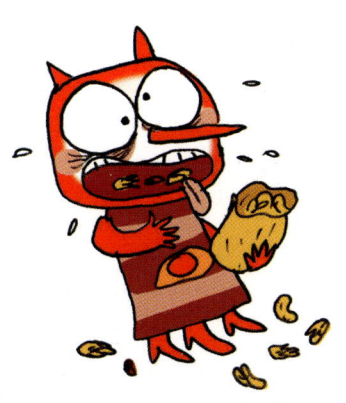

Quand on est allergique à un aliment, il ne faut surtout pas en manger.

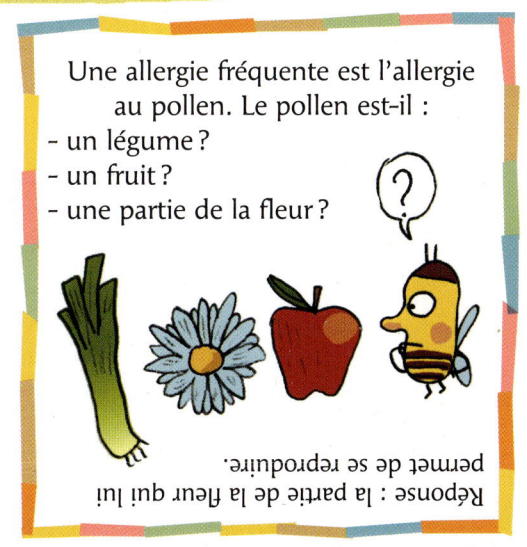

Une allergie fréquente est l'allergie au pollen. Le pollen est-il :
- un légume ?
- un fruit ?
- une partie de la fleur ?

Réponse : la partie de la fleur qui lui permet de se reproduire.

– Moi, je suis déjà monté dans la voiture des pompiers, quand je me suis cassé le bras à la gymnastique, s'exclame Rémi.
– Et que s'est-il passé ? demande le docteur.
– Les pompiers m'ont allongé sur un brancard et m'ont fait entrer dans leur voiture. Après, ils ont mis la sirène et m'ont conduit à toute vitesse aux urgences de l'hôpital.

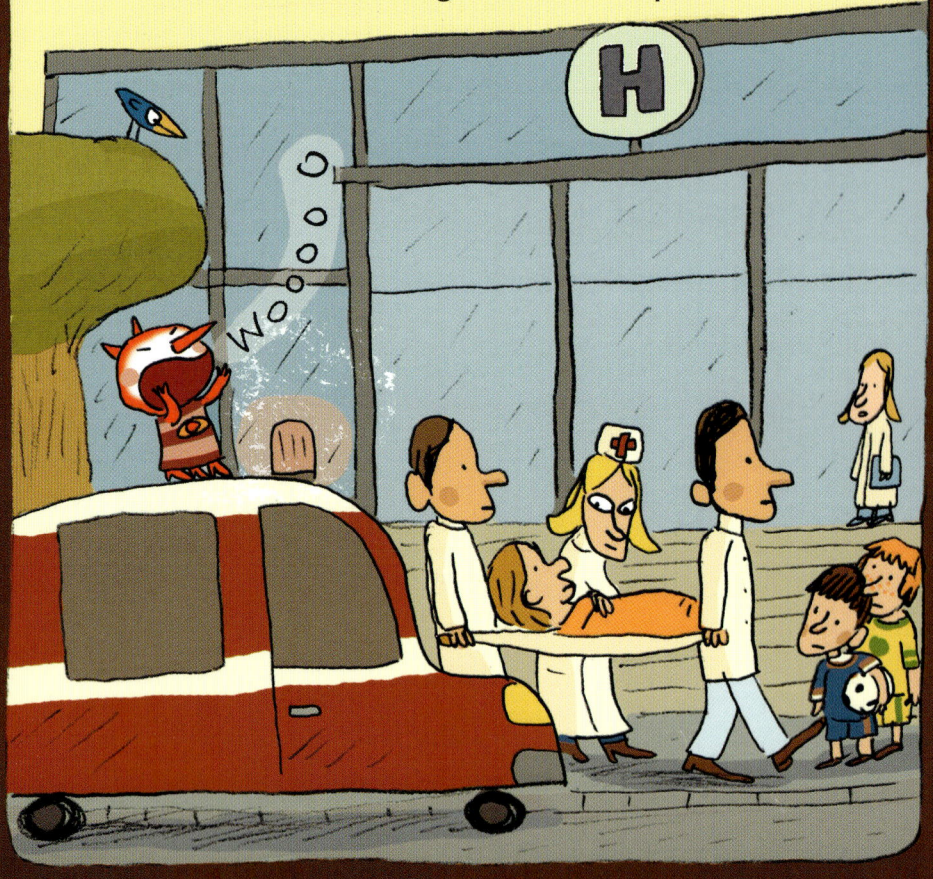

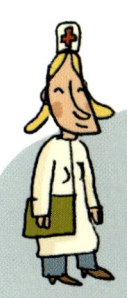

Quand va-t-on aux urgences ?

On va aux urgences pour se faire soigner quand on ne peut pas attendre. Après un accident ou, parfois, quand on est malade.

Les infirmiers et les médecins reçoivent les malades. Le médecin examine. Pour mieux comprendre ce qui se passe à l'intérieur du corps, il peut demander d'autres examens.

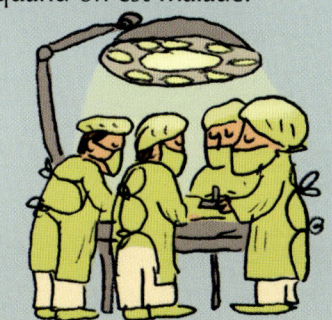

Quand une opération est nécessaire, on passe au bloc opératoire.

J'veux m'en aller !

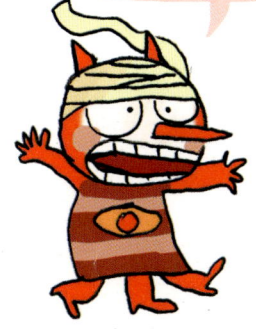

Si tout va bien, on peut repartir tout de suite. Mais parfois, on doit rester dormir à l'hôpital pour continuer à être soigné.

VRAI OU FAUX ?

À l'hôpital, il y a des clowns.

Vrai. Dans certains hôpitaux, des clowns viennent amuser les enfants.

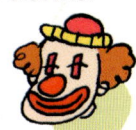

À l'hôpital, il y a l'école.

Vrai. Quand on doit rester longtemps, on va à l'école dans l'hôpital.

À l'hôpital, on peut apporter son chat.

Faux. On ne peut pas apporter son chat à l'hôpital, mais on peut apporter sa photo !

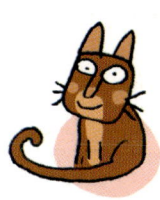

20

– Qui peut me dire ce que représente cette image ? demande le Dr Dimoitou.
– La radio d'un bras, répond Rémi. On m'a fait la même. C'est drôle de voir ses os !

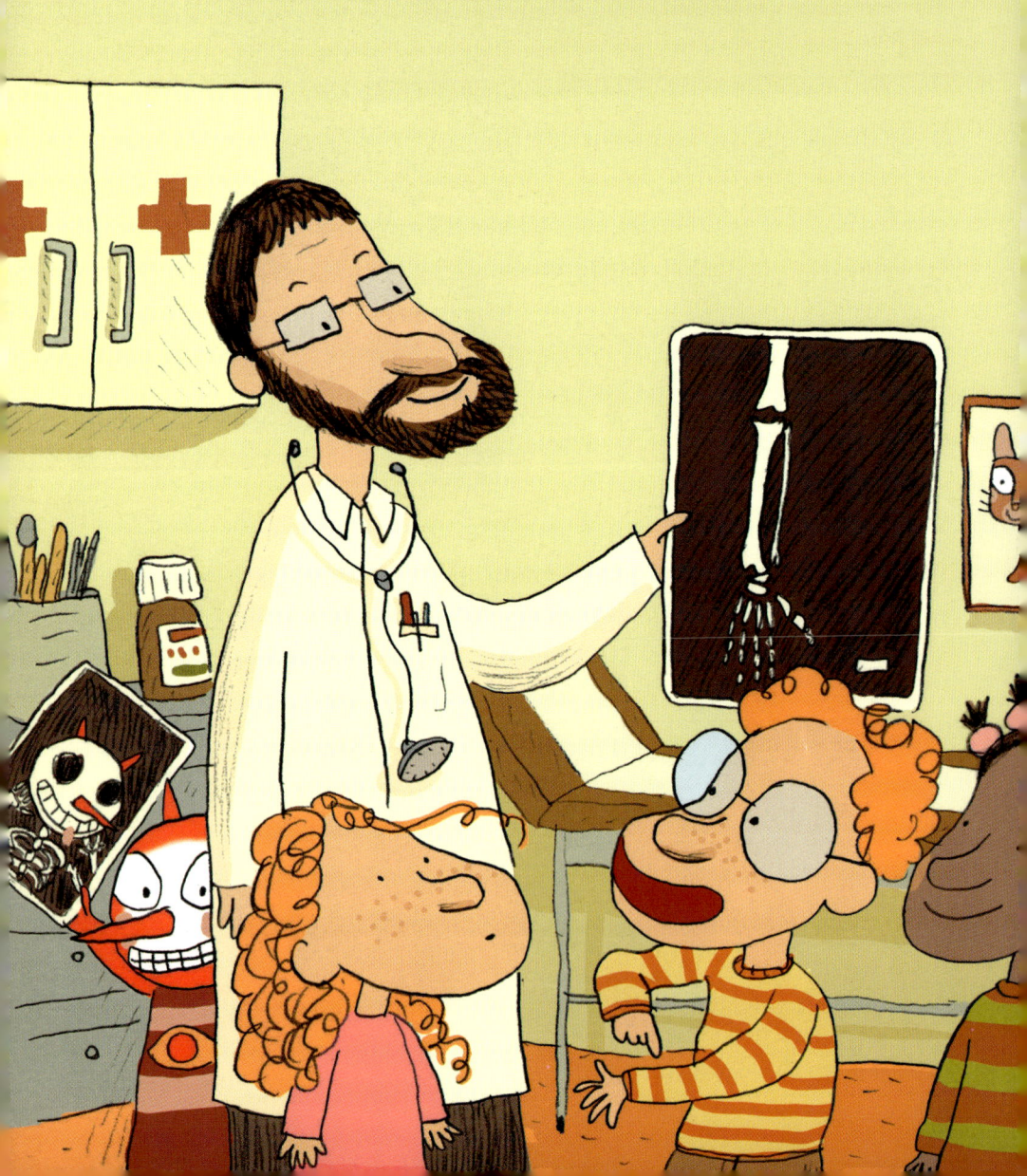

Quels examens peut demander le médecin ?

21

La radiographie permet de voir certains endroits à l'intérieur du corps. Quand un os est cassé, on s'en aperçoit à la radio. On dit qu'il y a une fracture.

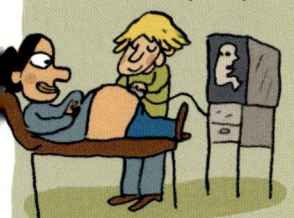

L'échographie est un autre moyen pour voir l'intérieur du corps. Elle se fait avec une petite boîte qu'on passe sur l'endroit à examiner. Des images du corps apparaissent alors sur un écran.

Par l'examen du sang, le médecin peut comprendre beaucoup de choses. Avec une aiguille, l'infirmière prend un peu de sang dans une veine. Le sang est ensuite examiné au **microscope**.

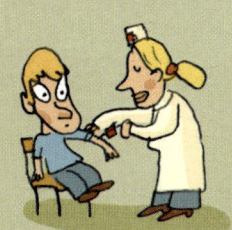

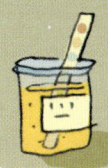

On peut même avoir à faire pipi dans un flacon spécial. Le pipi est analysé quand, par exemple, on se demande s'il n'y a pas de **microbes** dedans.

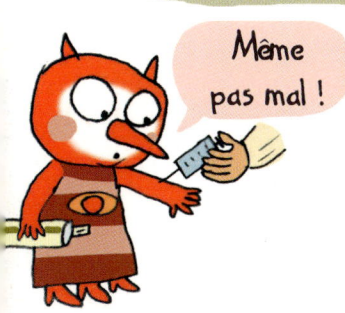

Même pas mal !

Dans certains cas, avant de piquer, on applique une crème. On ne sent rien du tout.

Beaucoup d'accidents pourraient être évités, si on était plus prudent.
Même dans la maison, il y a des objets dangereux. En jouant avec, on peut s'empoisonner, se brûler, ou tomber et se casser les os.

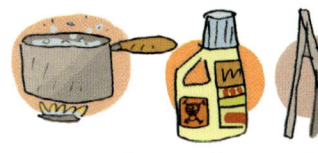

Peux-tu associer ces dangers à chacune des images ?

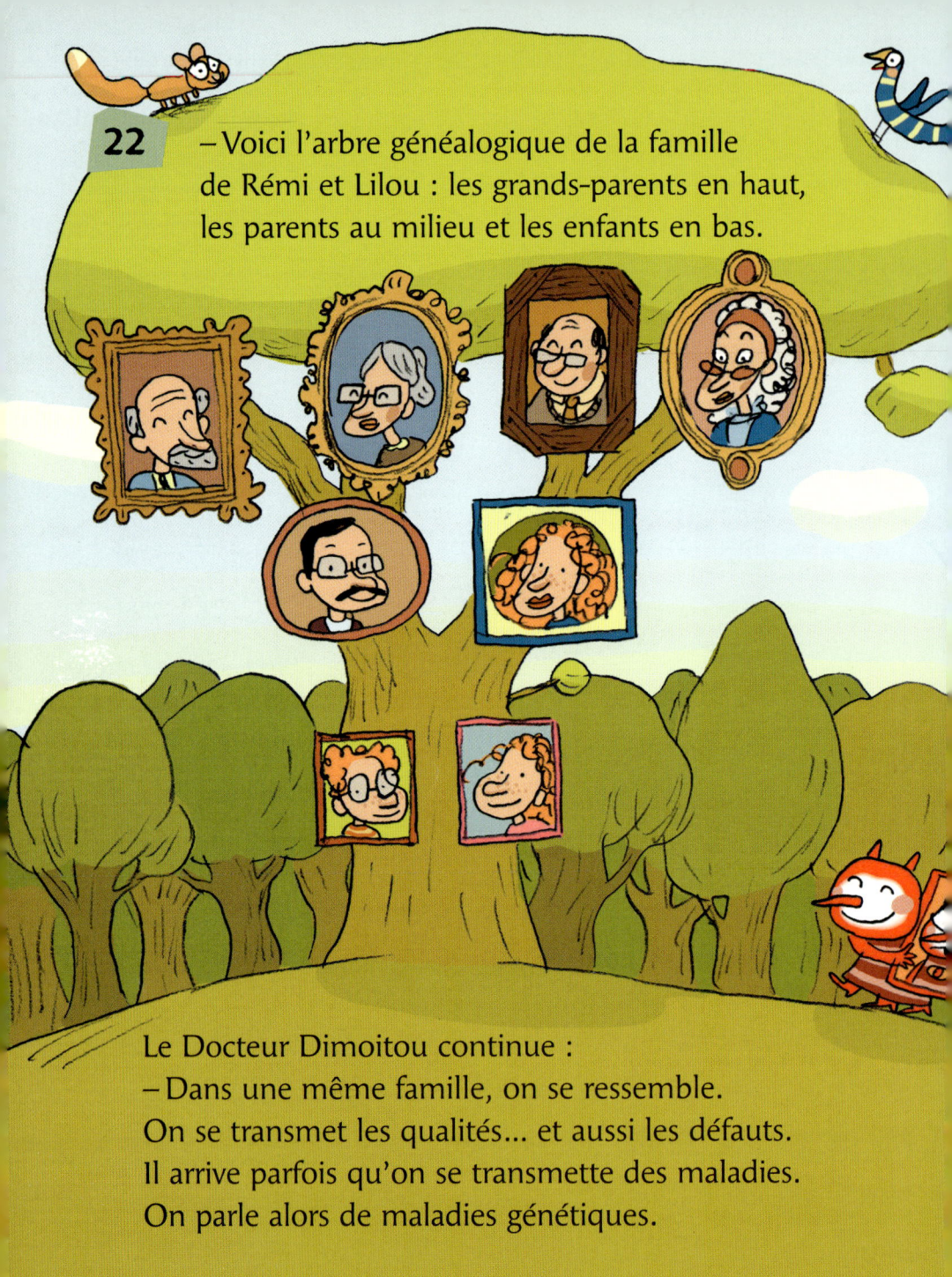

22 – Voici l'arbre généalogique de la famille de Rémi et Lilou : les grands-parents en haut, les parents au milieu et les enfants en bas.

Le Docteur Dimoitou continue :
– Dans une même famille, on se ressemble.
On se transmet les qualités… et aussi les défauts.
Il arrive parfois qu'on se transmette des maladies.
On parle alors de maladies génétiques.

«Génétique», ça veut dire quoi ? 23

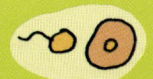

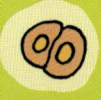

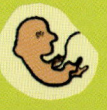

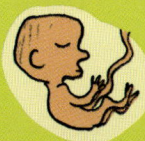

Le bébé est le résultat de l'union de deux **cellules**, une provenant du père, l'autre de la mère. Les **cellules** se multiplient et donnent un petit être qui se développe et grandit dans le ventre de sa maman, jusqu'au jour où il naît.

Dans chacune des **cellules**, il y a des **gènes**. Ils donnent la couleur de la peau, celle des yeux ou des cheveux, la taille…Dans une même famille, on se ressemble parce que les parents transmettent leurs **gènes** à leurs enfants.

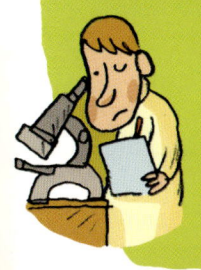

Il peut arriver que les **gènes** présentent un défaut. Ils risquent alors d'entraîner des maladies, qu'on appelle les maladies génétiques. Selon le défaut du **gène**, elles sont plus ou moins graves. Actuellement, chaque jour, des chercheurs travaillent pour trouver comment soigner ces maladies.

Moi, j'ai le nez de mon grand-père !

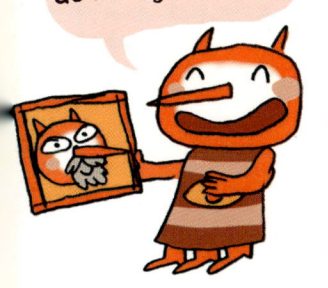

Et toi, à qui ressembles-tu ?

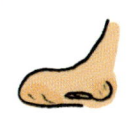

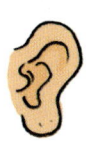

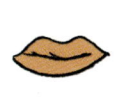

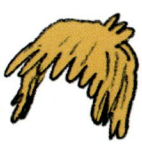

Amuse-toi à retrouver quel parent ou grand-parent t'a transmis les différentes parties de ton visage.

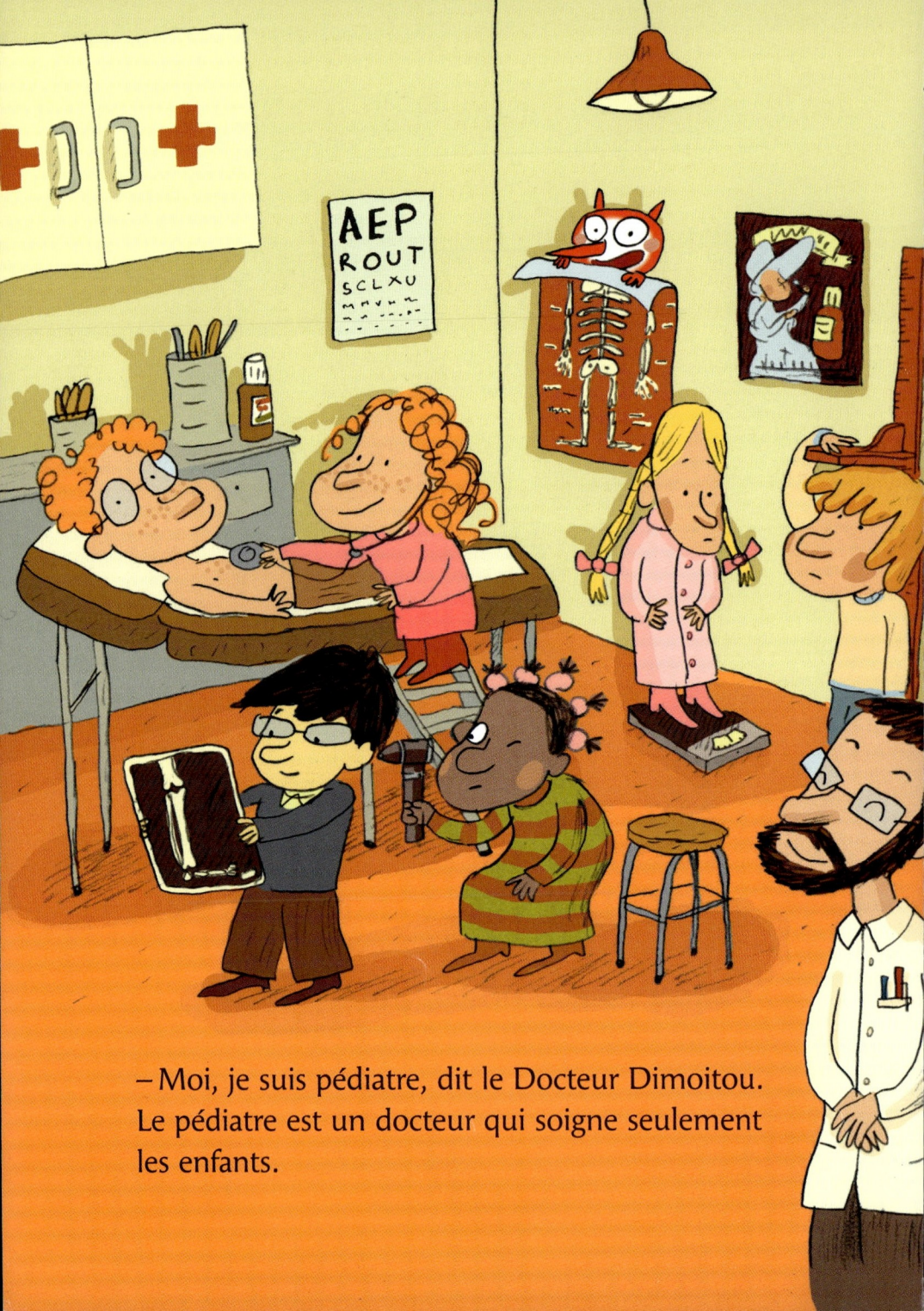

– Moi, je suis pédiatre, dit le Docteur Dimoitou. Le pédiatre est un docteur qui soigne seulement les enfants.

Qui nous soigne ?

Le médecin généraliste soigne toute la famille.

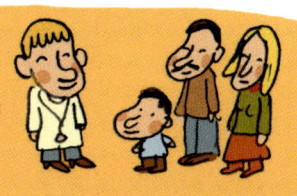

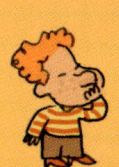

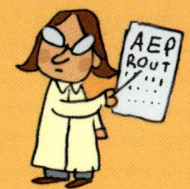

Si on a un problème de vue, on consulte l'ophtalmologiste. Il prescrit des lunettes quand elles sont nécessaires.

Les oreilles, le nez et la gorge sont la spécialité de l'O.R.L.(oto-rhino-laryngologiste). C'est lui qui opère des végétations et des amygdales.

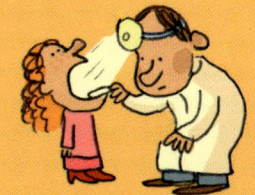

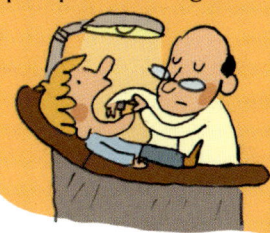

Le dentiste surveille et soigne les dents. Il faut aller le voir régulièrement.

Moi, je vais voir un monstrologue !

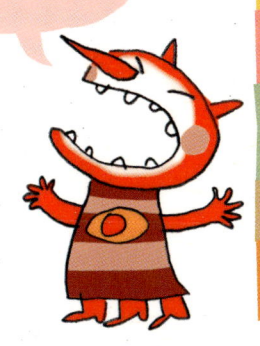

L'INTRUS

Voici des personnages dont le métier est de soigner. Parmi eux, il y en a un dont le métier est tout autre chose. Lequel ?

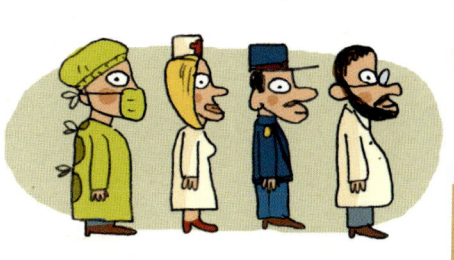

26   Le jeu du p'tit Doc

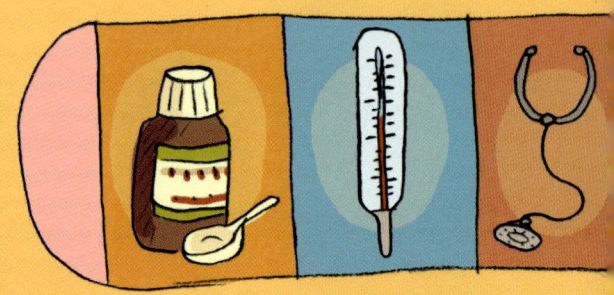

Règle du jeu

Ferme les yeux et pense à un chiffre : 1, 2 ou 3.

Ouvre les yeux et avance avec le doigt d'autant de cases que le chiffre auquel tu as pensé.

Tu arrives sur une case avec un dessin. Te rappelles-tu le nom de ce qu'il représente et à quoi ça sert ? Alors, tu peux continuer et ainsi de suite jusqu'à l'arrivée.

Si tu tombes sur la case du stéthoscope, saute une case et va jusqu'au cœur.

Si tu tombes sur la case de l'otoscope, saute 2 cases et va jusqu'à l'oreille.

Si tu tombes sur la case de la seringue, saute 3 cases et va jusqu'aux anticorps.

Si tu tombes sur la case du microscope, saute 2 cases et va jusqu'aux microbes.

Si tu tombes sur la case de l'enfant avec la varicelle, saute une case et va jusqu'aux globules blancs.

Si tu tombes sur la case « cabinet fermé », recule de 5 cases.

En arrivant sur le caducée, l'emblème des médecins, tu as gagné et tu deviens toi aussi un vrai petit docteur, un p'tit Doc !

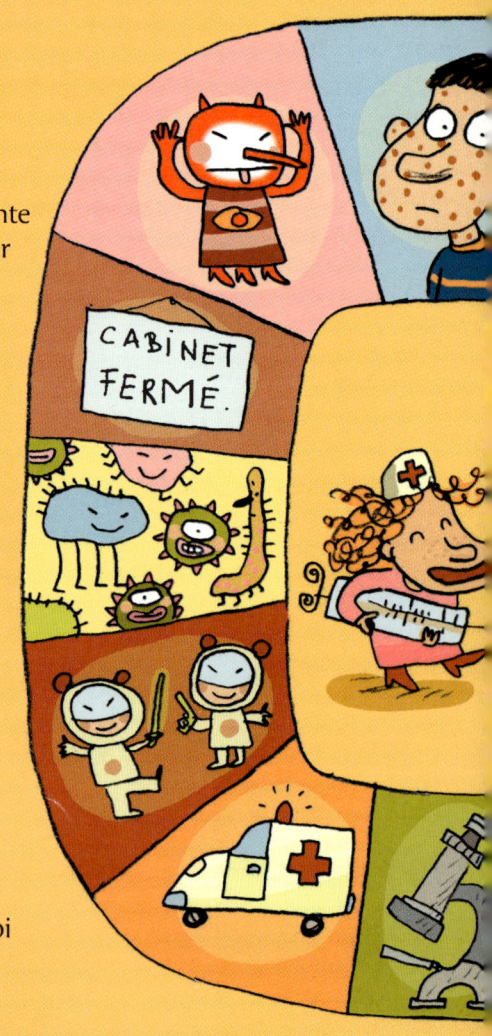

27

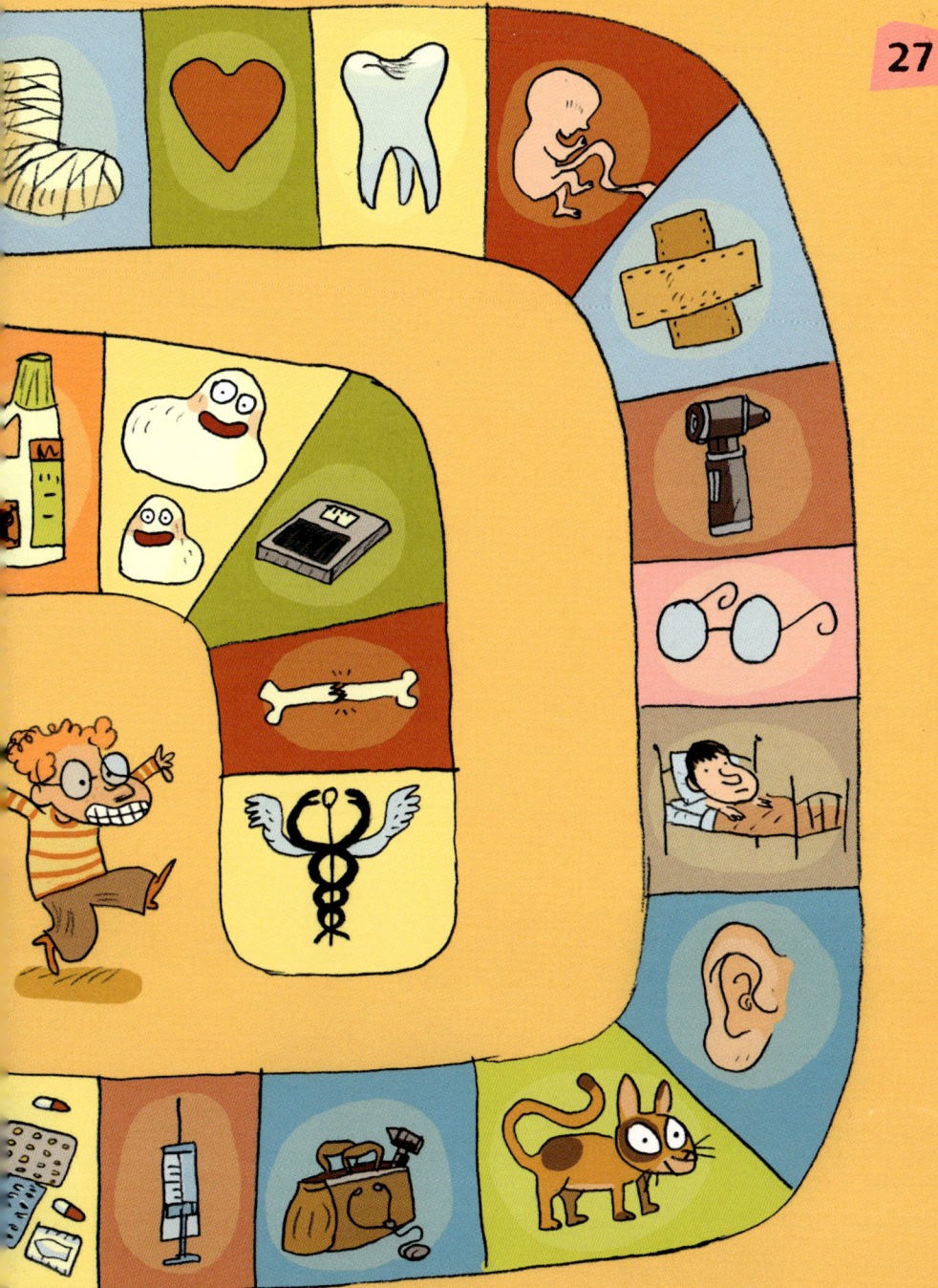

Les mots difficiles

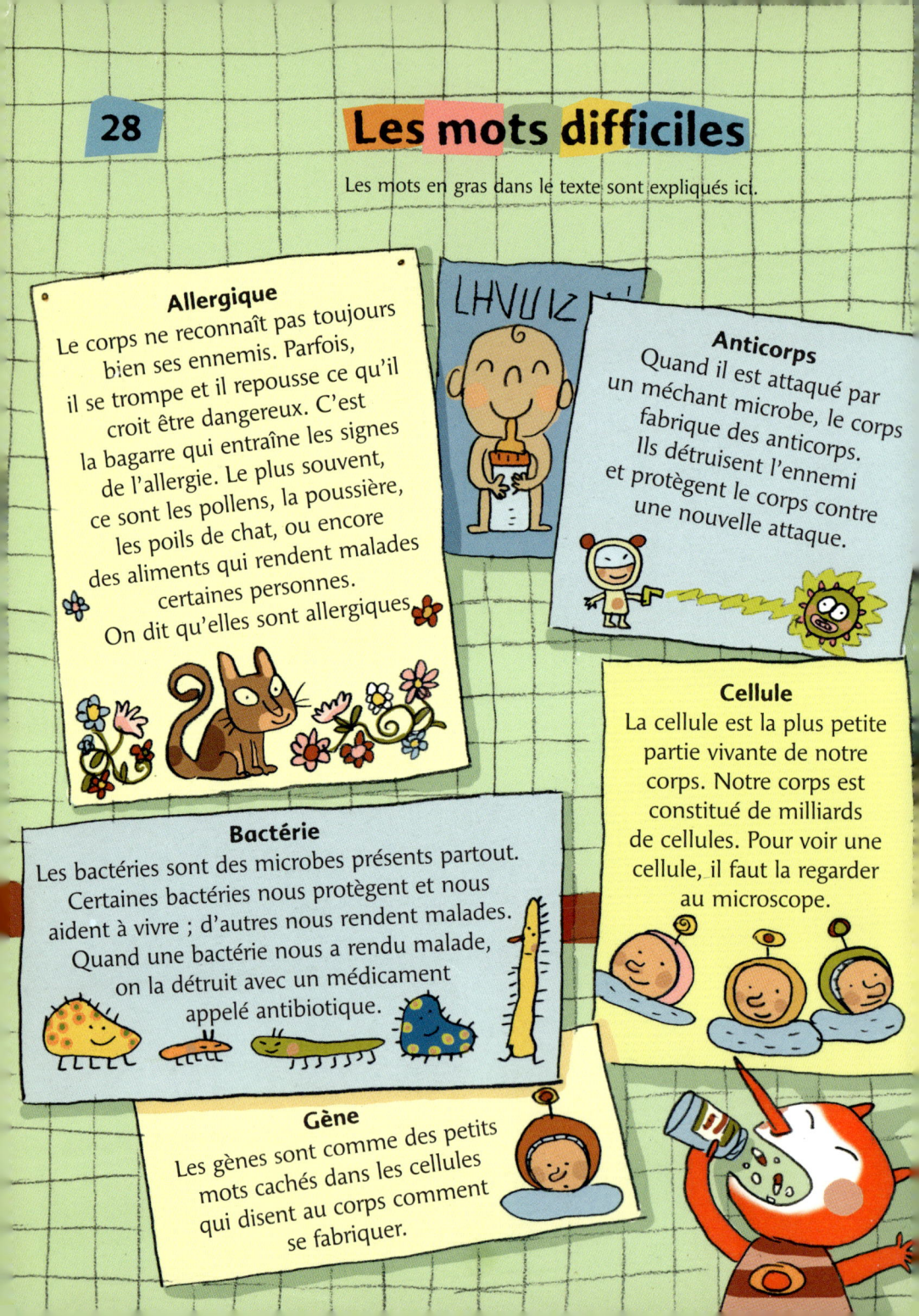

Les mots en gras dans le texte sont expliqués ici.

Allergique
Le corps ne reconnaît pas toujours bien ses ennemis. Parfois, il se trompe et il repousse ce qu'il croit être dangereux. C'est la bagarre qui entraîne les signes de l'allergie. Le plus souvent, ce sont les pollens, la poussière, les poils de chat, ou encore des aliments qui rendent malades certaines personnes. On dit qu'elles sont allergiques.

Anticorps
Quand il est attaqué par un méchant microbe, le corps fabrique des anticorps. Ils détruisent l'ennemi et protègent le corps contre une nouvelle attaque.

Cellule
La cellule est la plus petite partie vivante de notre corps. Notre corps est constitué de milliards de cellules. Pour voir une cellule, il faut la regarder au microscope.

Bactérie
Les bactéries sont des microbes présents partout. Certaines bactéries nous protègent et nous aident à vivre ; d'autres nous rendent malades. Quand une bactérie nous a rendu malade, on la détruit avec un médicament appelé antibiotique.

Gène
Les gènes sont comme des petits mots cachés dans les cellules qui disent au corps comment se fabriquer.

Globule blanc

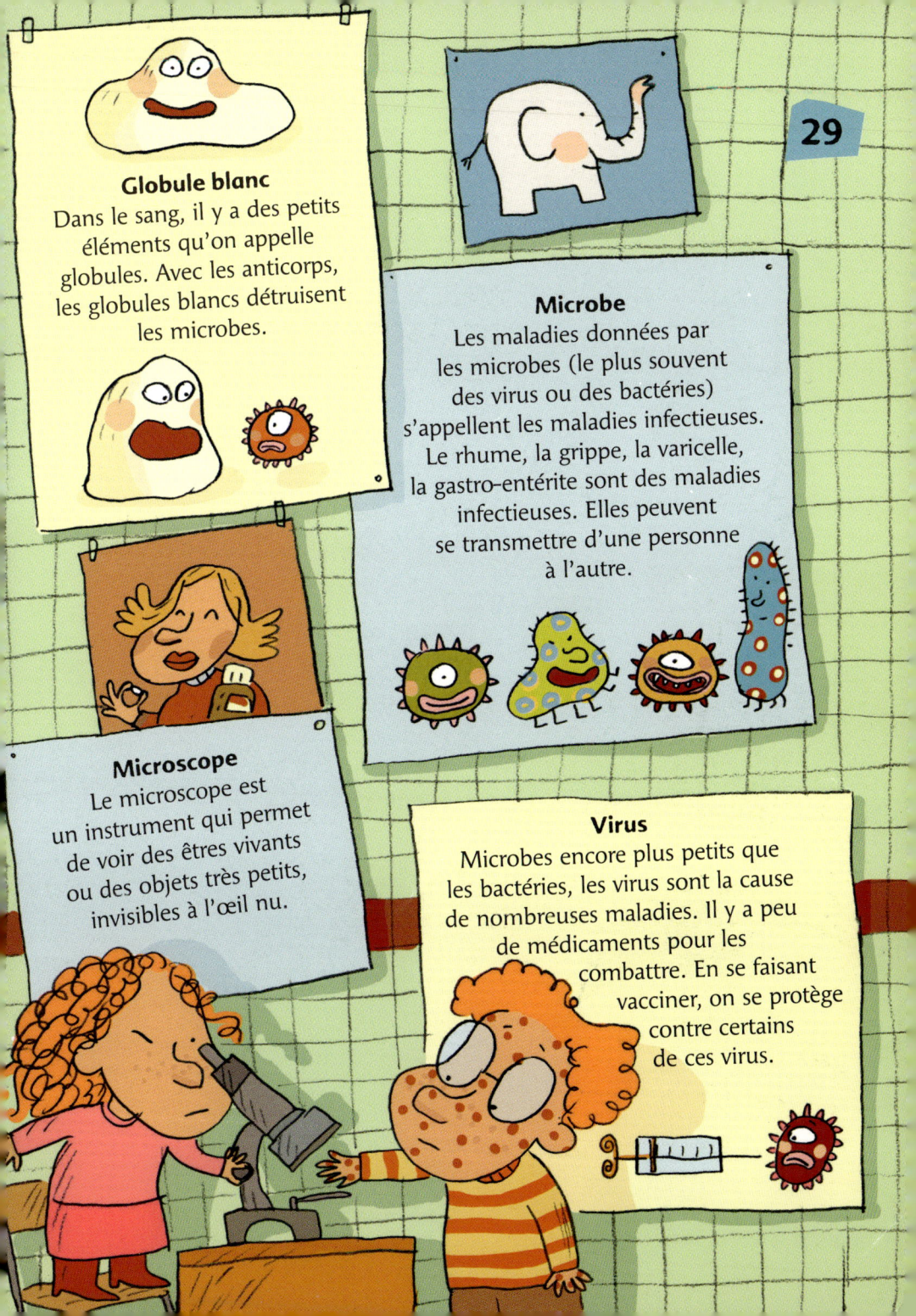

Dans le sang, il y a des petits éléments qu'on appelle globules. Avec les anticorps, les globules blancs détruisent les microbes.

Microbe

Les maladies données par les microbes (le plus souvent des virus ou des bactéries) s'appellent les maladies infectieuses. Le rhume, la grippe, la varicelle, la gastro-entérite sont des maladies infectieuses. Elles peuvent se transmettre d'une personne à l'autre.

Microscope

Le microscope est un instrument qui permet de voir des êtres vivants ou des objets très petits, invisibles à l'œil nu.

Virus

Microbes encore plus petits que les bactéries, les virus sont la cause de nombreuses maladies. Il y a peu de médicaments pour les combattre. En se faisant vacciner, on se protège contre certains de ces virus.